I0116399

¡AHO!

MANUAL PARA CURAR LA ANSIEDAD

Beatriz Valdés

Autor: Alma Beatriz Valdés Hernández
Ciudad de México
México, 2024
almabeatrizvaldes@gmail.com
https://beatriz-valdes.com/

Editor: Alma Beatriz Valdés Hernández
Corrección de estilo: Helena Torres
ISBN: 979-8-218-41820-5

¡AHO!

"Aho mitakuye oyasin" honra la unidad de todas las cosas en el cosmos. Esto incluye una conexión con uno mismo, con los demás, con la naturaleza y con lo divino. La idea es que, al reconocer y respetar estas conexiones, se promueve la armonía y el equilibrio en la vida.

La frase encapsula la idea de que todos los seres, ya sean humanos, animales, plantas o incluso entidades espirituales, están interconectados y comparten una relación espiritual común. Somos uno: no existimos el uno sin el otro, todo es cíclico, nada es permanente, exactamente como la ansiedad. Ésta no es permanente, no apareció de un momento a otro y está conectada con absolutamente todas las áreas de tu vida.

Deseo que este libro te salve de la situación que estás viviendo con crisis de ansiedad. No te conozco, pero puedo prometerte que vas a estar bien, que todo va a pasar y que yo soy prueba de ello.

Este libro se lo dedico a mi abuelita, quien me cuidó día y noche en mi proceso de comprender qué era la ansiedad, cocinándome con mucho amor aún y cuando yo lo último que quería era comer. A mi mami y a mi papi que siempre han estado conmigo, aprendieron conmigo qué era la ansiedad, y me regalaron su amor y paciencia cuando yo era incapaz de quedarme sola en mi casa porque me daban ataques de pánico. Les amo, les honro y les reconozco por haber aprendido conmigo que la ansiedad no es sinónimo de estar loca. ¡Gracias por no juzgarme!

A mis hermanos que me alegraban mis días, y a mi hermana la Dra. Brenda que me dio un millón de consultas gratis cada vez que tenía un nuevo síntoma que creía era por cáncer terminal, y corría a mi casa a medianoche si me sentía mal.

También le dedico este libro a mis perritos Astro y Cometín, quienes estuvieron conmigo en todo mi proceso. Sentir su patita con olor a Cheetos en mi mano era mi medicina más importante en las noches donde sentía que me iba a morir.

Y sin lugar a duda le agradezco a Ivette, mi doctora que se convirtió en mi ángel, y mis rueditas entrenadoras de mi bicicleta llamada vida, quien soportó mi egocentrismo al sentirme una super mujer y luego supo ayudarme al verme destrozada para después renacer. Este libro sobre todo lo escribí para ti, para recordarte que al final sí vas a morir, pero no ahora y no de ansiedad. Confía en ti y confía en tu cuerpo.

Beatriz Valdés

ÍNDICE

¡Hola! Soy tu ansiedad. ¿Por qué te asustas si vengo a ayudarte?

Yo sé que sientes que te vas a morir cada que aparezco, que te desesperas y que quieres desaparecer antes que sentirme, y que quisieras matarme porque crees que soy yo la que quiero hacerte daño, pero créeme, no te voy a matar ni te voy a volver loc@
La verdad, es que aparezco y te pongo el mundo de cabeza porque tu cuerpo, tu mente y tu corazón no habían encontrado la manera de hacerse escuchar por ti, ya que estabas muy ocupad@ tratando de ser exitos@, productiv@ y de demostrarle a los demás que eres dign@ de ser amad@.

¿Recuerdas esa vez que te dio dolor de cabeza? ¿Recuerdas esa noche que no pudiste dormir? ¿ Recuerdas ese día que sin razón tenías ganas de llorar?

Era yo todas esas veces esperando a que me escucharas, pero no lo hiciste: seguiste con tu ritmo de vida, seguiste

con tu pésima manera de comer, seguiste sin dormir, y seguiste con tu manera de pensar. Por eso, intenté algo más fuerte: hice que te temblara un ojo, que se subiera tu presión, que te sudaran las manos, ¿y qué crees? Seguiste sin escucharme.

L@s dos sabíamos de mi presencia, y te desesperabas porque no entendías lo que estaba pasando. Así que no me rendí y decidí hacerme más presente y al ver que estás leyendo esta carta creo que lo he logrado.

Logré que me escuches, que me veas y que me sientas; y te felicito, porque tienes una gran habilidad para evitarme y salir huyendo de mí como si yo fuera un monstruo.

Espero estés list@ para enfrentarme y escucharme decir lo que te he tratado de decir todo este tiempo, -sin máscaras, sin presiones, sin atajos y sin pretensiones.

Necesitas crear cambios muy profundos en ti, porque no estás disfrutando tu vida y no te sientes plen@. Por eso estoy aquí, para ayudarte a recuperarte, encontrarte. No te asustes, yo llegué para ayudarte, y si

realmente me escuchas, no tendré por qué tratar de llamar tu atención con sensaciones incómodas para tu cuerpo. Mientras no me hagas caso, aquí seguiré... porque esa es la forma en la que puedo salvarte y lograr que pares el exceso de velocidad al que estás corriendo tu vida.

Así que la próxima vez que me sientas, cierra los ojos, haz un alto y escucha lo que te estoy gritando.
Por favor veme como lo que soy: tus miedos, tus emociones, tu esencia. Soy tu mism@ gritándote desde el fondo de tu desesperado corazón. No es taquicardia: soy yo, tu esencia, tratando de salir de ahí donde me tienes atrapada.

Con cariño, tu corazón disfrazado de ansiedad.

CAPÍTULO I

ASÍ EMPEZÓ TODO

Yo vivía sola, y era adicta al trabajo. Un día en la madrugada, cuando ya estaba dispuesta a dormir, sentí que me iba a morir: tuve un pensamiento intrusivo fuerte acompañado de angustia, escalofrío, frío, desesperación y ganas de llorar.

Poco puedo describirte hoy de lo mal que me sentí esa noche, así que llamé a mi hermana que es médico. Ella me dijo que tenía una crisis de ansiedad y que se me pasaría. Sin embargo, yo le dije a mi hermana y a mi mamá: "No me están entendiendo, si no vienen en este momento ya no me encuentran viva mañana." (Era la 1 de la madrugada).

Obviamente mi familia fue a mi departamento y cuando me vio mi mamá creyó que yo me drogaba, ya que en mis crisis de ansiedad mis ojos se me sumían y mi cara cambiaba totalmente.

Al día siguiente, asustada, busqué psiquiatras que pudieran atenderme, pero en medio de la pandemia sólo pudo atenderme una doctora que cuando me recibió en su consultorio me dijo: "Tienes 30 años, la ansiedad es normal a esa edad. Tómate esta pastilla y no tendrás nada más."

Tomé mi medicamento, y fui a casa ya sin ansiedad.

El problema fue al día siguiente de iniciar mi tratamiento psiquiátrico, ya que confiada me fui a una cafetería a trabajar cuando justo en medio de una reunión mi corazón sintió que iba a explotar, junto con miedo, angustia, frío y temblores.

Así fue como entendí que lo que tenía no era una gripe, era una enfermedad mucho más compleja, y eso es lo primero que te invito a que comprendas. La ansiedad es una enfermedad y no llegó de un momento a otro a tu vida: llegó poco a poco a lo largo de tu vida y se hizo presente para salvarte del estilo de vida que antes llevabas.

Tu vida no será la misma, pero te prometo que será mucho mejor; será más saludable y consciente.

Seguramente te preguntarás, ¿cuándo y a qué hora dejaré de sentir ansiedad? Y te seré honesta: vas a estar estable, vas a poder hacer tu vida normal... Sin embargo, la ansiedad es una enfermedad llamada crónico degenerativa; es decir, puede ir degradando física y/o mentalmente a quienes la padecen, provoca un desequilibrio y puede afectar varias partes del cuerpo. Las enfermedades degenerativas pueden ser congénitas o hereditarias.

La clave es comprender que en medida que cambies tu estilo de vida, vas a mejorar e irás volviendo a retomar tus actividades, pero debes de ser muy disciplinado (a) en los puntos que voy a compartirte más adelante.

La ansiedad es una respuesta natural del cuerpo frente a situaciones de peligro o estrés. Es una emoción que todos experimentamos en ciertos momentos de la vida y que puede ser considerada adaptativa en ciertas circunstancias. La ansiedad prepara al cuerpo para hacer frente a una amenaza inminente, activando el sistema nervioso y liberando hormonas como la adrenalina.

Sin embargo, cuando la ansiedad se vuelve persistente, excesiva o fuera de proporción con la situación real, puede convertirse en un trastorno de ansiedad. Los trastornos de ansiedad son condiciones de salud mental en las cuales la ansiedad se vuelve abrumadora y dificulta el funcionamiento normal en la vida diaria.

Dicho de otra manera, las personas que tenemos crisis de ansiedad, es porque en nuestro cerebro está ocurriendo un proceso químico diferente, y el primer paso para sanar es aceptar que hay algo que arreglar en tu cuerpo, en tu mente y en tu estilo de vida.

TAREA 1

Escribe lo siguiente a mano en este manual:

"YO _______________AGRADEZCO DESDE EL FONDO DE MI CORAZÓN VIVIR LA ANSIEDAD, PORQUE LOS SÍNTOMAS VAN A SALVAR MI VIDA, Y ME COMPROMETO A CUMPLIR CON MIS TAREAS PARA INTEGRAR LA ANSIEDAD A MI VIDA DE UNA MANERA FÁCIL Y DIVERTIDA."

CAPÍTULO II

NO LA IGNORES Y NO LA CONSIENTAS

La ansiedad existe y "echándole ganas" no se va a ir, porque es una enfermedad y como tal se debe tratar. Vas a recibir muchos comentarios y consejos de muchas personas, pero al final la única persona que puede decidir sobre tu vida ¡eres tú! Así que te invito a hacerte responsable de la enfermedad que tienes, porque el primer paso para solucionar algo es aceptar que existe.

¿Qué ocurre cuando no se trata la ansiedad? Ignorar la ansiedad puede tener consecuencias negativas a largo plazo. La ansiedad no gestionada puede aumentar el riesgo de desarrollar trastornos de salud mental más graves, como la depresión.

Ignorar o tratar de reprimir lo que sientes suele aumentar el malestar. Es decir, cuanto más haces por eliminar tu ansiedad sin atenderla de raíz, sólo buscando desprenderte de ella, más ansiedad tienes. Y es que la ansiedad te está enviando un mensaje.

La ansiedad es como un león: la podrás querer esconder detrás de la hierba, podrás hacer como que no está ahí, pero dentro de ti sabes que está, y eso te angustia más.

Distraerte significa que por dentro estás en una actitud de "sé que algo está pasando, pero no le pondré atención", pero la ansiedad es algo que está pasando dentro de ti que sí requiere que le pongas atención: que la escuches, que la conozcas, que la entiendas, que hables con ella y llegues a un acuerdo, que le hagas caso y pases a la acción dependiendo de lo que te está diciendo que es momento de cambiar en ti y tu vida.

Sé que muchos médicos, terapeutas y psicólogos recomiendan la distracción como método para dejar de sentir ansiedad, pero esto es algo que a veces funciona y a veces no, dependiendo de la intensidad de ansiedad que tienes. Si tu ansiedad es leve probablemente sí te funcione, pero si tu ansiedad es algo que va y viene intensamente, no te recomiendo distraerte.

El primer paso para realmente liberarte de la ansiedad es aceptarla con todo y sus incómodas, extrañas y atemorizantes sensaciones. Aceptar significa que dejas las sensaciones estar ahí, que no las quieres quitar, que las aprendes a conocer. Esta es una habilidad que se desarrolla con *mindfulness* (meditación con atención plena), en la que primero aceptas las sensaciones y después trasladas esa habilidad a todo lo demás de tu vida.

Sé que no es fácil lo que te pido, y quizás digas, ¿cómo aceptar algo que me hace sentir mal?

Por eso es importante que te agarres de toda la valentía que tengas dentro, (así tú creas que sea poca); que saques tus garras internas, el león que llevas dentro y que la próxima vez que te sientas ansioso, hagas lo siguiente para conquistar tus miedos.

Una vez que has aceptado que tienes ansiedad, es muy importante que no cambies tu vida por los síntomas que tienes: aún y cuando te sientas mal levántate de la cama y ve a trabajar, ve a cita de negocios, ve con tus hijos, ve a esa cita con tu pareja y ve a esa reunión con tus amigos.

La razón por la cual te pido NO CANCELAR NINGÚN PLAN por culpa de tu ansiedad es porque la ansiedad es como tu niñ@ interior que puede hacer berrinches para evitar que cumplas con tus compromisos y de pronto puedes utilizar la ansiedad y sus síntomas como pretexto para no continuar con tu vida. Así que te pido que por más mal que te sientas y aunque tengas pensamientos catastróficos NO CANCELES TUS COMPROMISOS, ya que la señal a tu cerebro será que aun y cuando tengas síntomas vas a continuar con tu vida; así, tu cuerpo aprenderá que con o sin ansiedad tu vida seguirá su curso.

Recuerdo que cuando decidí manejar sentía que iba a perder el control de mi auto si manejaba, y manejaba temblando. Así que me daban ganas de regresarme a mi casa; sin embargo, no lo hacía. Mejor, llegaba a visitar a mi amiga Suzanna quien siempre me dio ánimos y me exigió no consentirme por culpa de la ansiedad.

Es muy fácil empezar a sentir lástima por ti mism@, y es lo peor que puedes hacer. Todos, recuerda, TODOS, estamos viviendo una batalla de diferente tipo: tú tienes ansiedad, otras personas tienen cáncer, otras son adictas, otras tienen otro tipo de patologías.

Vamos a empezar a ver la ansiedad como un pequeño dentro de ti que hace pataletas, que grita y exige algo de ti: tal vez que tomes un día libre, o tal vez que te consientas un poquito, o tal vez que tengas más equilibrio en tu vida.

TAREA II

Escribe lo siguiente a mano en este manual:

"YO ______________ ACEPTO QUE TENGO ANSIEDAD Y ESO NO ME HACE MENOS QUE NADIE, NI ME IMPOSIBILITA A HACER ABSOLUTAMENTE NADA."

____

____

____

____

A partir de hoy utilizarás una libreta que será tu diario, y a partir de hoy vas a escribir la fecha y le contarás a tu diario los síntomas que tuviste, cómo te sentiste y vas a encontrar la razón exacta por la que te sentiste como te sentiste hoy. Por ejemplo:

Hoy tuve un día muy pesado en el trabajo; sentía fuertes palpitaciones en mi corazón después de la junta con mi jefe. Me di cuenta de que estaba muy angustiada porque no llegaré a mi cuota de ventas y además hoy sentí que mi pareja me ignoró mucho y me costó mucho trabajo despertar temprano.

CAPÍTULO III
MEDITACIÓN

Como te he dicho antes, la ansiedad no llegó de un día a otro: fueron muchos años de hábitos, experiencias y traumas que se acumularon y que en este momento de tu vida estallaron. Así que el siguiente hábito que vas a adoptar es meditar. ¡Sí, meditar!

Y con eso no te voy a pedir que te vuelvas un monje budista, pero sí que sigas algunas técnicas que te voy a compartir.

Debido a que la meditación puede producir un estado de relajamiento profundo y una mente tranquila, se considera un tipo de medicina complementaria para la mente y el cuerpo.

Aquí te dejo algunos pasos para la meditación que harás 3 veces al día:

1. Encuentra un lugar tranquilo:

Busca un lugar cómodo y tranquilo donde no serás interrumpido.

2. Postura cómoda:

Siéntate en una silla con los pies planos en el suelo o siéntate en el suelo con las piernas cruzadas. Mantén la espalda recta pero relajada.

3. Respiración consciente:

Para esta técnica te sugiero realizar tus respiraciones con un aroma que te guste mucho, te recuerde algo hermoso o te genere paz. Por ejemplo, yo hago mis respiraciones oliendo un aceite de lavanda.

Cierra suavemente los ojos.

Dirige tu atención a tu respiración. Siéntela entrar y salir.

4. Observa los pensamientos:

A medida que respiras, es normal que aparezcan pensamientos en tu mente. No te preocupes por ellos.

Observa los pensamientos sin juzgarlos. Permíteles venir y luego déjalos ir.

5. Atención a las sensaciones corporales:

Lleva tu atención a las sensaciones en tu cuerpo. ¿Hay alguna tensión o incomodidad? Si es así, obsérvala sin juzgar y permite que se disuelva.

6. Exploración sensorial:

Utiliza tus sentidos para estar presente en el momento. ¿Qué escuchas a tu alrededor? ¿Cuáles son los olores presentes? Presta atención a las sensaciones táctiles.

7. Regreso a la respiración:

Si notas que tu mente divaga, suavemente vuelve tu atención a la respiración.

8. Practica la compasión:

Dirige pensamientos amables hacia ti mismo. Puedes repetir en tu mente frases como "puedo manejar esto" o "estoy en control de mi respiración".

9. Finaliza con calma:

Después de unos minutos, abre lentamente los ojos.

Tómate un momento para notar cómo te sientes después de la meditación.

10. Practica regularmente:

Intenta incorporar esta meditación de atención plena en tu rutina diaria, especialmente en momentos de ansiedad.

Vas a comenzar con 5 minutos de meditación en la mañana, 5 minutos en la tarde y 5 minutos antes de dormir.

COLLAR JAPONÉS LUFT

Adicionalmente, puedes complementar tu técnica de meditación con un collar japonés llamado Luft. Con este aditamento después de realizar entre 5-10 veces el procedimiento de Aspirar-Expirar puedes reducir tus pulsaciones a menos de 80ppm. ¡Increíble pero cierto! El expirar a través de este "Popote Metálico" de diseño preciso toma 9-11 segundos, que es lo que normaliza la frecuencia cardiaca. Además, se genera un sonido al expirar con una frecuencia implícita de 432Hz que es una "Frecuencia de Sanación". Realmente funciona.

FRECUENCIA SANADORA 432 HZ

La frecuencia de 432 Hz es una afinación alternativa que a veces se utiliza en la música y la meditación. Se sostiene que esta frecuencia tiene propiedades espirituales que la hacen más armoniosa o natural en comparación con la afinación estándar de 440 Hz, ya que está sincronizada con las resonancias armónicas naturales del universo, y por lo tanto, puede ser más relajante para el oyente.

CONEXIÓN ESPIRITUAL Y EFECTO EN LA PERCEPCIÓN EMOCIONAL

Algunos afirman que la música afinada a 432 Hz puede tener un impacto más positivo en la psique humana, induciendo sentimientos de paz y bienestar, al estar alineada con las vibraciones cósmicas.

MANTRAS

La meditación con mantra es una práctica en la que se repite una palabra, frase o sonido específico, conocido como mantra, para enfocar la mente y promover la relajación. Aquí tienes una guía básica para la meditación con mantra:

La elección de un mantra para la ansiedad puede variar según las preferencias personales y lo que resuene contigo. Sin embargo, aquí tienes algunos mantras sugeridos que a menudo se utilizan para aliviar la ansiedad y fomentar la calma mental. Puedes elegir el que sientas que se ajusta mejor a tu situación:

- "Soy tranquilo/a y estoy en control."
- "Mi paz interior crea mi realidad exterior."
- "Respiro profunda y tranquilamente. Todos mis miedos se disuelven."
- "En este momento, todo está bien."
- "Cada respiración me acerca a la calma."
- "Dejo ir lo que no puedo controlar y acepto lo que sí puedo."
- "Estoy en paz con lo que fue, lo que es y lo que será."
- "La ansiedad no define quién soy. Soy más fuerte que mis miedos."
- "La calma está dentro de mí y a mi alrededor."
- "Mi mente está en paz, mi corazón está tranquilo."

Cuando utilices un mantra, recuerda:

1. Repetición constante: Repite el mantra con regularidad durante tu práctica de meditación o en momentos de ansiedad.

2. Conexión con la respiración: Puedes sincronizar el mantra con tu respiración para potenciar su efecto calmante.
3. Atención plena: Mientras repites el mantra, mantén tu atención en el presente. Si tu mente divaga, trae suavemente tu enfoque de vuelta al mantra.

MANDALAS

Esta técnica ayuda a despejar la mente y a encontrar la claridad para lo que realmente es importante. Su objetivo es el de mantenerte calmado y concentrado en una actividad creativa que despierta tu esencia espiritual. Al alejarte de los problemas, los conflictos y las preocupaciones de tu día a día, dedicas un tiempo a tu mente para relajarse y poner en orden todo tu caos mental.

La meditación con mandalas es de gran utilidad si te encuentras en un momento con mucho estrés, inquietud, angustia y negatividad. No hay nada que tengas que repetir y nada que tengas que recordar ¡ni siquiera debes tener alguna postura específica! La tarea es muy sencilla, y es dejar que fluya tu proceso creativo interno.

El proceso de creación de estas figuras concéntricas tiene un poder especial para la mente. Tan solo con centrar la atención en el proceso de pintar y dibujar un mandala, estamos ejercitando capacidades tan importantes en nuestro día a día como la concentración, la focalización de la atención y el control de impulsos.

Cada día cuando despiertes, cuando vayas a dormir y cuando tomes un *break* por la tarde, vas a meditar con alguna de las opciones que a continuación de dejo:

- https://youtu.be/Y99p-UqweFI?si=A4OtKqQuj_kP7lsT
- https://www.youtube.com/live/2Y-auo5q_QA?si=CJrDFQGTzIeiOuBO

Después de cada meditación, escribirás en tu diario cómo te sientes al inicio, durante y al terminar.

Recuerda que la clave es la consistencia y la práctica regular para experimentar los beneficios a largo plazo.

CAPÍTULO IV

RESPIRACIÓN

Respira, respira y respira.

La respiración sana y desempeña un papel imperante en la gestión de la ansiedad. Pero cuando hablamos de respirar no hablamos del proceso automatizado que hacemos para vivir, sino la respiración consciente y profunda.

Yo recuerdo que cuando tuve crisis de ansiedad, sentía que no pasaba el aire por mi nariz; sin embargo, era mi mente jugándome una trampa, porque en realidad yo seguía respirando. Así que te invito a que integres a tu rutina diaria un ejercicio de respiraciones profundas y enfocadas.

ACTIVACIÓN DEL SISTEMA NERVIOSO

La respiración profunda y lenta estimula el sistema nervioso parasimpático (SNP), que es el responsable de controlar funciones involuntarias del cuerpo, como frecuencia cardiaca, respiración y digestión. Uno de los efectos más conocidos es el frenado de la frecuencia cardíaca. Cuando el SNP está activo, disminuye la frecuencia cardíaca y ayuda a mantener un ritmo cardíaco más lento y constante.

La respiración contrarresta la activación del sistema nervioso simpático, que está asociado a la "huida" que, a su vez, suele estar asociada a los episodios de ansiedad.

REDUCCIÓN DE TENSIÓN MUSCULAR

La ansiedad se acompaña a menudo de tensión en los músculos. Por ello, la respiración profunda ayuda a reducir esta tensión, promoviendo la relajación muscular y dando sensación de alivio.

CONCIENCIA CORPORAL

La atención focalizada en la respiración puede aumentar la conciencia corporal y ayudar a las personas a identificar y liberar la tensión física. Esto puede ser especialmente útil para aquellos que experimentan síntomas físicos de ansiedad.

RITMO CARDÍACO

La respiración controlada puede influir positivamente en el ritmo cardíaco. La respiración lenta y profunda puede ayudar a estabilizar el ritmo cardíaco, lo que contribuye a reducir la sensación de palpitaciones rápidas o irregulares asociada con la ansiedad.

FOCALIZACIÓN EN EL PRESENTE

La práctica de la respiración consciente, como la atención plena (*mindfulness*), ayuda a mantener la atención en el presente, evitando la rumiación de pensamientos ansiosos relacionados con el pasado o el futuro.

REDUCCIÓN DE LA HIPERVENTILACIÓN

En situaciones de ansiedad, es común experimentar hiperventilación, que es una respiración rápida y superficial. La adopción de patrones de respiración más lenta y profunda puede contrarrestar la hiperventilación y restablecer un equilibrio respiratorio.

GESTIÓN DEL ESTRÉS

La práctica regular de técnicas de respiración puede ser una herramienta efectiva para la gestión general del estrés. Reducir los niveles generales de estrés contribuye a prevenir la exacerbación de la ansiedad.

TÉCNICAS DE RESPIRACIÓN

A continuación, voy a compartir contigo los métodos de respiración que puedes utilizar:

REGLA 3 3 3

El *grounding*, en español, podemos traducirlo como "tomar tierra", "conectarse con la tierra" o "aterrizar" y la técnica que vamos a explicar hoy tiene mucho de eso. En otras palabras, sirve para que la persona afectada por ansiedad pueda volver a la realidad y estar en el presente. Es utilizada para poder tener un control sobre el estado de ánimo y las emociones y para poder reconectar con el mundo. Algunas personas también la relacionan con el *mindfulness*.

Además, es una técnica muy fácil de usar, ideal para esos momentos en los que nos inunda la ansiedad y las emociones negativas o le estamos dando vuelta a pensamientos obsesivos o rumiativos. En los siguientes apartados te explicaremos qué beneficios tiene y cómo se practica.

Cuando tenemos ansiedad, la mayoría de los pensamientos se centran en el pasado o en el futuro. En otras palabras, no estamos en el presente y no tenemos pensamientos racionales. Por eso, es importante tener técnicas que nos ayuden a reconectar con el presente y con la situación que estamos viviendo.

¿De qué se trata? La idea es muy sencilla y es que busques mirar a tu alrededor y puedas nombrar tres cosas que ves, después tres sonidos que escuchas y -por último- muevas tres partes de tu cuerpo. Repítelo cuantas veces sean necesarias para lograr llegar a un estado de relajación y seas capaz de controlar los estímulos cerebrales que te están generando dicha ansiedad. La meta es ser capaces de anclarnos en el presente y relajarnos.

RESPIRACIÓN 4-7-8

La técnica 4-7-8 es un ejercicio de relajación que consiste en inhalar hasta contar hasta cuatro, contener la respiración hasta llegar a siete y exhalar cuando la cuenta llegue a ocho; así lo explica el doctor Raj Dasgupta, profesor clínico asociado en la Facultad de Medicina de Keck de la Universidad del Sur de California.

También conocida como "respiración relajante", la técnica 4-7-8 tiene raíces antiguas en el *pranayama*, que es la práctica yóguica de regulación de la respiración, pero fue popularizada recién en el 2015 por el especialista en medicina integrativa, el doctor Andrew Weil.

Después de la primera respiración, hay que repetir el proceso tres veces más hasta completar un total de cuatro ciclos de respiración.

Mantener la proporción de cuatro, luego siete y luego ocho es más importante que el tiempo que pasas en cada fase, según Weil.

"Si tiene problemas para contener la respiración, acelere el ejercicio, pero manteniendo la proporción (constante) de las tres fases. Con la práctica, puede reducir la velocidad y acostumbrarse a inhalar y exhalar cada vez más profundamente."

Ahora que has conocido algunos métodos de respiración, puedes utilizar las siguientes líneas para escribir a detalle todas las sensaciones que experimentaste cuando realizaste los ejercicios. Te darás cuenta de que cada día la experiencia será diferente; lo importante es que vayas teniendo un registro de tu progreso de sanación.

CAPÍTULO V

EL HIELO

Estás a punto de conocer una técnica sencilla, pero muy efectiva para alcanzar un estado de calma: EL HIELO.

TERAPIA CON HIELO EN LA CARA

Toma una bolsa de hielo o una bolsa de plástico con hielo, y envuélvela en una toalla o paño frío para evitar el contacto con tu piel. Luego vas a colocar esta bolsa en la frente, en las mejillas y mandíbula por dos minutos. La sensación de frío ayudará a reducir la tensión muscular en tu rostro.

SUMERGIR LAS MANOS EN AGUA FRÍA

Llena un recipiente con hielo y un poco de agua; luego, vas a introducir tus manos para mantenerlas sumergidas durante unos minutos. Al concentrarte en la sensación fría y refrescante, podrás desconectar los pensamientos catastróficos, que generan ansiedad.

BAÑO DE HIELO (WIM HOF)

Es una técnica que combina tres elementos para mejorar la salud, aumentar la energía y reducir el estrés:

1. Respiración: implica inhalar profundamente y exhalar completamente en ciclos de 30 a 40 veces, seguidos de una retención de la respiración durante varios segundos. La idea es aumentar la cantidad de oxígeno en el cuerpo y disminuir los niveles de dióxido de carbono.

2. Exposición al frío: se debe de exponer el cuerpo a temperaturas frías, ya sea a través de una ducha fría o la inmersión en agua fría.
3. Enfoque mental: El tercer pilar se enfoca en el poder de la mente sobre el cuerpo. La meditación y la visualización son técnicas que se utilizan en este proceso.

Wim Hof, creador del método, señala en su sitio web que existen múltiples beneficios de los baños de hielo como:

- Fortalecimiento del sistema inmunológico: el mejorar la respuesta del sistema inmunológico puede reducir el riesgo de enfermedades y mejorar la recuperación cuando se tiene algún padecimiento.

- Reducción del estrés y la ansiedad: dice que puede ayudar a reducir los niveles de cortisol, la hormona del estrés, y mejorar el estado de ánimo, lo que puede reducir el estrés y la ansiedad.

- Aumento de energía y vitalidad: la técnica de respiración puede aumentar los niveles de oxígeno en el cuerpo y mejorar la circulación, lo que puede aumentar la energía y la vitalidad.
- Reducción de la inflamación: la exposición al frío se ha relacionado con una reducción de los niveles de inflamación en el cuerpo, lo que puede ser beneficioso para personas con enfermedades relacionadas.

- Mejora de la salud cardiovascular: la técnica de respiración dice mejorar la función cardiovascular, lo que puede reducir el riesgo de enfermedades cardiovasculares.

- Mejora del enfoque mental y la concentración: el método Wim Hof se enfoca en el poder de la mente sobre el cuerpo, y se cree que la meditación y la visualización pueden ayudar a mejorar el enfoque mental y la concentración.

HIELO EN LAS MANOS

Vas a colocar el hielo en tus manos directamente en el pliegue interior. Esta área contiene puntos de presión, que cuando se enfrían puede tener un efecto calmante. Además, es importante hacer los ejercicios de respiración mencionados en el capítulo anterior mientras tus manos tocan el hielo, ya que, al concentrarte en la sensación fría, estarás más presente en el aquí y ahora.

Te invito a que cada vez que tengas una crisis de ansiedad, sea una oportunidad para probar un método mencionado en este capítulo, y escribas en tu diario la experiencia que tuviste. ¿Qué pensamientos vinieron a la mente? ¿Qué método es el más efectivo para ti?

CAPÍTULO VI
ALIMENTACIÓN

Afrontar la ansiedad puede ser un desafío y, a menudo, requiere hacer modificaciones en el estilo de vida. No existen cambios alimentarios que puedan curar la ansiedad, pero prestar atención a lo que se come puede ayudar a disminuir los episodios de ansiedad.

- Incluye proteínas en el desayuno. Si comes proteínas en el desayuno, puedes sentirte satisfecho durante más tiempo y la glucemia se mantendrá en niveles normales, de modo que tendrás más energía para comenzar el día.
- Consume hidratos de carbono complejos. Se cree que los hidratos de carbono aumentan el nivel de serotonina en el cerebro, lo cual genera un efecto tranquilizante. Consume alimentos ricos en hidratos de carbono complejos, como los granos integrales, por ejemplo, avena, quinua, y panes y cereales integrales. Evita los alimentos que contienen hidratos de carbono simples, como las comidas y bebidas azucaradas.

- Bebe mucha agua. Incluso una deshidratación leve puede afectar el estado de ánimo.
- Reduce o evita el consumo de alcohol. El alcohol puede producir inmediatamente un efecto tranquilizante. Pero, a medida que el organismo lo procesa, puedes ponerte irritable. El alcohol también puede interferir en el sueño y fomentar depresión.
- Limita o evita la cafeína. No consumas bebidas o geles con cafeína. Pueden hacerte sentir tenso y nervioso, además de interferir en el sueño.
- Limita el consumo de azúcares. Lo que buscamos es bajar la hiperactividad en tu cerebro.
- Presta atención a la sensibilidad a los alimentos. En algunas personas, determinados alimentos o aditivos pueden provocar reacciones físicas desagradables. En ciertos casos, estas reacciones pueden generar cambios en el estado de ánimo, tales como irritabilidad o ansiedad. Un ejemplo son los chocolates.
- Intenta consumir comidas equilibradas y saludables. La alimentación saludable es

importante para la salud física y mental en general. Come muchas frutas y vegetales frescos, pero no en exceso. También ayuda comer regularmente pescados ricos en ácidos grasos omega-3, como el salmón.

Lo ideal es que acudas con un experto en nutrición; sin embargo, en mi caso, lo mejor fue aprender a comer, y en definitiva el cambio más grande lo sentí cuando dejé de consumir café, bebidas energéticas y alcohol. ¡SÍ! Es posible empezar tus mañanas sin necesidad de estimular tu cerebro con cafeína.

Hay dos maneras que puedes dejar la cafeína y el alcohol. La primera consiste en simplemente dejar de consumir inmediatamente, y cambiar, por ejemplo, la necesidad de tomar una taza de café por una taza de té que te relaje. De esta manera seguirás dándole a tu cerebro una recompensa que espera recibir cuando te manda una señal de ingerir café.

La segunda manera de dejar de consumir café, y en general los alimentos que sabemos no te ayudan cuando vives con ansiedad, es dejar de consumirlos poco a poco.

Es decir, si tomabas un café por las mañanas, ahora tomarás la mitad de una taza, y al día siguiente no consumirás café, y luego al día siguiente en menor dosis, hasta que logres reducir a cero tu nivel de consumo.

Yo te puedo decir que lo que me ayudó a no ingerir una sola taza de café desde que tuve mi primera crisis de ansiedad, fue recordar cómo me sentía cuando me daba algún tipo de crisis, y créeme: mis ganas de mejorar fueron mayores a mi antojo de una taza caliente de café.

ACTIVIDAD

Tu actividad en este capítulo consiste en programar una cita con un nutriólogo, donde con base en tu estado de salud sepas exactamente qué es lo mejor para tu cuerpo.

Recuerda que tu cuerpo es tu templo sagrado, así que desde hoy te vas a comprometer a cuidarlo, y eso empieza cuidando lo que ingieres.

YO,____________________________________ME COMPROMETO A PARTIR DE HOY A CUIDAR DE MI CUERPO Y HONRARLO COMO MI TEMPLO SAGRADO QUE ES.

CAPÍTULO VII

MÉTODO 54321

La técnica que vas a conocer se llama *GROUNDING* y es muy simple, pero muy efectiva, porque te ayudará a enfocarte en el presente, como un efectivo regulador emocional.

Esta técnica se relaciona con hacer contacto con la tierra, así que lo primero que harás será quitarte los zapatos y sentarte en una silla que te permita apoyar tus pies en el suelo. Posteriormente empezarás a examinar tus sensaciones: la textura del piso, el olor, la humedad, la temperatura de la piel. Esto lo harás por tres minutos y será suficiente para empezar a concentrarte en las plantas de tus pies y en la tierra que estás tocando.

La idea es hacer un paréntesis en tu crisis y que puedas librarte de ella por unos momentos.

Una vez que realices la práctica anterior puedes entrar de lleno a la técnica *GROUNDING* 5 4 3 2 1, y vas a enumerar lo siguiente:

- 5 cosas que puedas ver

Vas a observar a tu alrededor e identificarás estos objetos que puedes ver. Y te preguntarás: ¿Cómo son? ¿Qué color tienen? ¿Están lejos o cerca de ti? ¿Quién los inventó?

Te invito a sacar el mayor detalle de estos cinco objetos, para después pasar a la siguiente etapa.

- 4 cosas que puedas tocar

  Vas a elegir 4 cosas que puedas tocar que estén a tu alcance, sin limitaciones. Puede ser tu cabello, objetos cerca de ti o la misma ropa que llevas puesta.

  Una vez que identifiques estos cuatro objetos, iniciarás a preguntarte: ¿Qué textura tienen? ¿Es confortable esa textura? ¿Habías sentido esa textura antes? ¿Qué tipo de textura es?

  Recuerda que no hay límites en las preguntas siempre y cuando sean generadas únicamente en torno a los objetos.

- 3 cosas que puedas oír

  Presta atención a tres sonidos que te rodean. ¿Los habías escuchado antes? ¿Qué emociones te generan? ¿Son fuertes o bajos? ¿Ese sonido es de un objeto cercano o lejano?

Puedes elegir sonidos de animales, de autos, sonidos de electrodomésticos, etc.

- 2 olores a tu alrededor

  Vas a identificar dos olores en el ambiente. ¿Qué olor es? ¿Te agrada o te desagrada? ¿Es conocido ese olor?

- 1 cosa que puedas saborear

  Te invito en este punto a que encuentres un alimento que realmente disfrutes, como un caramelo, un chocolate, tu té favorito. Sin embargo, si no tienes algo a la mano, vas a utilizar el sabor que tiene tu boca actualmente.

  ¿Aún tienes sabor de lo último que comiste? ¿Aún sientes la pasta de dientes? ¿A qué saben tus labios?

Todas estas sencillas, pero poderosas enumeraciones, te recomiendo hacerlas en voz alta. Mi única recomendación es que elijas objetos que no puedas asociar con sentimientos; por ejemplo, fotografías. Éstas estarían asociadas con sentimientos. Intenta elegir objetos más neutros.

Esta técnica es muy efectiva porque la clave del *GROUNDING* está en que el organismo es un conductor de electricidad. Nuestro cuerpo está cargado positivamente y la tierra tiene carga negativa; de tal forma que, cuando la piel toca el suelo, el cuerpo descarga energía electrostática que tiene acumulada. Además, absorbe los iones cargados negativamente de la tierra, logrando el equilibrio con el exceso de iones positivos.

Históricamente, los seres humanos tenían ese intercambio eléctrico con el suelo, pero la vida en las ciudades y el uso de zapatos plásticos o con suela de goma disminuyeron este contacto natural. Los aparatos electrónicos y sus campos electromagnéticos también aumentan la energía electrostática.

De acuerdo con los investigadores Chevalier y Oschman, el análisis de la sangre demuestra que, si el cuerpo está muy cargado positivamente, las células tienden a atraerse entre sí, y esto genera tensión. Por el contrario, cuando las células reciben cargas negativas tienden a separarse y esa presión disminuye. A esa conclusión llegaron quienes estudian el impacto positivo del *Grounding*.

Pero eso no es todo, porque también se comprobó, en un estudio piloto, que la conexión a la tierra mejora el estado de ánimo. Esto sugiere posibles efectos positivos en la salud.

Las personas que tuvieron sus pies descalzos sobre la tierra por una hora al día se sintieron más positivos, menos negativos y más relajados que quienes solo se sentaron a meditar al mismo tiempo.

Finalmente, el *Grounding* también ayuda a reducir la ansiedad porque el sujeto puede conectarse con el tiempo presente. Su efectividad aumenta si se combina con la meditación y el mindfulness.

CAPÍTULO VIII

LA RELACIÓN DEL SUEÑO CON LA ANSIEDAD

El insomnio y la ansiedad están estrechamente relacionados y pueden alimentarse mutuamente, creando un ciclo difícil de romper. Muchos factores intervienen en la preparación del cuerpo para dormirse y despertarse. El cuerpo tiene varios relojes internos, llamados relojes circadianos. Éstos por lo general siguen un ritmo repetitivo de 24 horas, llamado ritmo circadiano. Ese ritmo afecta todas las células, tejidos y órganos del cuerpo y su funcionamiento.

El reloj circadiano central, ubicado en el cerebro, indica cuándo es momento de ir a dormir. Otros relojes circadianos se encuentran en órganos de todo el cuerpo. Los relojes internos del cuerpo están sincronizados con determinadas señales ambientales. La luz, la oscuridad y otras señales nos ayudan a determinar cuándo estamos despiertos y cuándo tenemos sueño. La luz artificial y la cafeína pueden alterar ese proceso al darle al cuerpo señales falsas de vigilia.

Es muy importante dormir, pero es doblemente importante si tienes trastornos de ansiedad, y para ello vas a empezar a educar a tu mente que tienes un horario para ir a la cama, para meditar, y para dormir.

Yo sé perfectamente lo mucho que puede costar dormir cuando tienes un trastorno mental; sin embargo, a mí me sirvió entender que mi mente es como un niño pequeño que tengo que ir preparando antes de ir a dormir, así que 1 hora antes de ir a la cama, empiezo una rutina que nunca cambio. La mía empieza cuando me preparo un té y voy a mi baño a lavarme mi cara, ponerme mi mascarilla nocturna, lavo mis dientes, pongo crema en mi cuerpo y un aceite relajante en mi frente.

Posteriormente, cuando ya me siento fresca y preparada, me pongo pijama, tomo mi medicamento y utilizo por última vez mi celular.

Dejo cargando **mi celular fuera de mi habitación**, de tal forma que no duermo con electrónicos cerca de mi cama. Una vez que ya estoy en cama hago algún tipo de meditación, con música, o bien, algún método de respiración que te he compartido.

Yo me logro dormir más rápido cuando pongo algún tipo de música SIN LETRA, de preferencia música basada en mantras.

Si aún no estoy lo suficientemente relajada, ya en cama leo y eso siempre me hace entrar poco a poco en relajación. Ya en cama, evito pensar y únicamente cuento los sonidos que escucho e identifico qué tipo de sonidos son hasta que me quedo dormida.

Lo importante no es sólo el momento de dormir, sino también el momento en que te despiertas. Lo mejor que puedes hacer es acostumbrar a tu cuerpo a dormir y despertar a la misma hora, pero, sobre todo, acostúmbrate a NO DESVELARTE.

No es sano para nadie, pero es peor sobre todo para personas con padecimientos como ansiedad y depresión.

CAPÍTULO IX
PSIQUIATRÍA

Como hemos venido aprendiendo, tener ansiedad es parte de ser seres humanos; sin embargo, las personas con trastorno de ansiedad generalizada experimentan un estado de preocupación o malestar constante que les resulta difícil de controlar. La intensidad, frecuencia o duración de la preocupación es mayor a la situación. Yo siempre he dicho: "Estoy segura de que incluso antes de acudir a algún médico, tú sabes perfecto que tienes la patología de ansiedad, porque los síntomas son casi imposibles de ignorar"

Las preocupaciones son de carácter general y pueden referirse a diversos temas, si bien es frecuente que con el tiempo vayan pasando de un tema a otro. Entre las preocupaciones habituales se incluyen las responsabilidades laborales y familiares, el dinero, la salud, la seguridad, las reparaciones del automóvil y las labores domésticas.

Para que un médico diagnostique un trastorno de ansiedad generalizada, la persona afectada debe experimentar preocupación o ansiedad que:

- Es excesiva
- Está relacionada con una serie de actividades y eventos diversos
- Está presente la mayoría de los días durante un periodo de 6 meses o más
- Además, la persona afectada debe presentar 3 o más de los siguientes síntomas:
    a) Inquietud o sensación de tensión o desasosiego
    b) Tendencia a cansarse fácilmente
    c) Dificultad para concentrarse
    d) Irritabilidad
    e) Tensión muscular
    f) Alteraciones del sueño

Antes de diagnosticar el trastorno de ansiedad generalizada, los médicos realizan un examen físico. Pueden practicar un análisis de sangre u otras pruebas para asegurarse de que los síntomas no son causados por un trastorno físico o por el uso de un fármaco.[1]

Estoy segura de que tomar la decisión de ir al médico para tratar un padecimiento mental puede ser difícil, y lo digo por experiencia, ya que tener un padecimiento mental sigue siendo estigmatizado por la familia, amigos y hasta uno mismo.

Nos han hecho creer que tener una enfermedad mental como son la ansiedad, la depresión o ataques de pánico es sinónimo de estar loc@, ser frágil, no ser suficiente, ser inservible, etcétera.

Sin embargo, lo primero que quiero decirte es que absolutamente nadie tenemos 100% de salud mental, y después de aplicar los conocimientos de este libro vas a lograr estabilizar tu mente y tu salud.

Te invito a grabarte que aún y cuando "le eches ganas", cuando tienes un padecimiento químico y biológico como es la ansiedad, éste tiene que ser tratado tal y como

---

[1] Referencia: https://www.msdmanuals.com/es-mx/hogar/trastornos-de-la-salud mental/ansiedad-y-trastornos-relacionados-con-el-estr%C3%A9s/trastorno-de-ansiedad-generalizada

cuando tratas cualquier otra enfermedad. Por ejemplo, si tienes diabetes, seguro irás a tratarte con un médico endocrinólogo, o si tienes cáncer con un oncólogo. Asimismo, cuando tienes ansiedad, depresión o pánico los debes tratar con un especialista llamado psiquiatra, mismo que no es sinónimo de loquero, ni es el médico que te internará en un manicomio. ¡Es todo lo contrario!

Cuando tomes la decisión de buscar terapia no solo espiritual, sino terrenal, es decir, ir al psiquiatra, vas a comprender más acerca de tu padecimiento, el origen, y el medicamento que aplique para tu caso (si es que aplica).

Si hoy día un diabético necesita insulina para vivir, y una persona con cáncer toma quimioterapia, ¿por qué una persona con una enfermedad mental no va a tomar un tratamiento para tener calidad de vida?

Hay muchos mitos alrededor del medicamento psiquiátrico; sin embargo, eso son: ¡mitos! Y te toca a ti averiguar cómo funciona tu cuerpo con un tratamiento espiritual, mental y químico.

En mi experiencia, mis papás y abuelita no querían que tomara medicamento psiquiátrico porque pensaban que me iba a volver adicta. Sin embargo, hoy día existen medicamentos de nueva generación que no te generan dependencia.

Tu psiquiatra terminará siendo (como lo fue en mi doctora Ivette) las rueditas de mi bicicleta llamada vida, y una vez que aprendí a manejar mi vida de manera más estable, pude continuar con mi tratamiento fármaco y pausar mi psicoterapia, a la que había acudido cada semana sin falta durante cuatro años.

Ir a terapia debes tomarlo como algo serio: se trata de tu mente, de la manera en la que vas a vivir los próximos años. En mi caso decidí no vivir con crisis toda mi vida a cada hora; en cambio, decidí cambiar mis hábitos, ir a terapia y hacer oídos sordos de lo que opinaba la gente respecto a los fármacos que tomaba.

Recibí opiniones diciéndome: “Tú eres fuerte, no necesitas fármacos”; “Tú siempre has podido, a poco no vas a poder con esto”; “Tú puedes con eso y más”; pero ¿qué crees? La ansiedad, la depresión y el pánico NO SE TRATAN DE ECHARLE GANAS, de qué tan fuerte eres, ni de la opinión de los demás. Se tratan de tu calidad de vida, y de que aproveches que vivimos en una era en donde acceder a tratamientos mucho más avanzados cada vez es más fácil y menos riesgoso.

Agradece la opinión de tus amigos y familia respecto a tu tratamiento, pero no permitas que impacten en la forma en la que decidas sanar tu enfermedad. Después de todo, ¡eres tú sol@ en la madrugada sintiendo que te vas a morir!

Recuerda además que el alcohol y el medicamento psiquiátrico no son buena combinación. Aun y cuando haya gente que lo haga, memoriza este mantra: TU CUERPO ES TU TEMPLO SAGRADO. Utiliza tu sentido común: si tomas fármacos para evitar la ansiedad, ¿por qué después tomarías una bebida que te hace sentir ansioso y acelerado?

LA VIDA CON FÁRMACOS

Cuando yo empecé mi tratamiento con fármacos, honestamente, en lugar de sentirme mejor, mis síntomas EMPEORARON. Sentía mareos, más ansiedad y pánico de tomar fármacos. Sin embargo, te invito a investigar y consultar con tu terapeuta acerca de tus síntomas, ya que no a todos nos "cae" bien el mismo fármaco.

A diferencia de los medicamentos para una gripe, donde sabemos que a todos nos va a sanar el mismo fármaco, el tratamiento psiquiátrico puede o no funcionarte a ti, y eso no significa que no existe una opción para tu caso; sólo significa que hay que cambiarlo y además que hay que tener paciencia... sí, ¡PACIENCIA! Pero, sobre todo, no hay que olvidar que la sanación de un trastorno mental como la ansiedad, depresión o pánico requiere una fórmula que se compone por un 80% de cambio de hábitos y por un 20% de terapia conductual. Es decir, de poco sirve únicamente tomar medicamento, porque lo que hay que buscar es solucionar de raíz.

Algo que quiero compartirte referente al medicamento psiquiátrico, es que aún y cuando tengas esta enfermedad, no eres menos ni peor o mejor que nadie. Una enfermedad NO TE DEFINE COMO PERSONA. Lo que si habla mucho de ti es la forma como le haces frente a este reto que representa vivir con una enfermedad como la ansiedad, porque se necesita mucho coraje para afrontarla, no evadirla, y sanar.

Por último, pero mucho, muy importante, es: NO TE AUTOMEDIQUES Y NO SUSPENDAS TU TRATAMIENTO PSIQUIÁTRICO SIN ORIENTACIÓN MÉDICA. Comprende que estamos hablando de tu cerebro, y cada cerebro es diferente, así que, si a alguna amistad o familiar le funcionó tomar algún fármaco, no quiere decir que te va a funcionar a ti. Para eso requieres una valoración médica, y eso es justo la tarea de este capítulo.

Vas a programar una cita con un especialista en salud mental para que evalúe tu caso, y seguirás sus instrucciones. Para ello te pido una vez más PACIENCIA, porque buscar terapeuta es casi como encontrar pareja: requieres tener una conexión con esa persona que te guiará en tu proceso, confianza, y recursos económicos para pagar lo que implica la terapia. Sin embargo, hoy día existe acceso a muchos terapeutas sin costo, y aplicaciones con inteligencia artificial para apoyarte con terapia conductual.

Aquí te dejaré una guía de apoyo para que tan pronto termines de leer este capítulo **BUSQUES AYUDA.**

DIRECTORIO

- **Joy**

  La Primera IA Generativa para Cuidar tu Salud Mental Puedes chatear con Joy en Whatsapp agregando su número +1 (762) 309–1105.

- **DEPRESIÓN**

  81 83454326 / 81 83010651 / 81 31077582 / 81 12300927.

- **ANSIEDAD**

  81 8345 4326 / 81 2213 1288 / 81 2722 4050.

- **SERVICIO DE ASISTENCIA DE PRIMER CONTACTO EN PROBLEMAS DE ANSIEDAD, DEPRESIÓN, CRISIS DE PÁNICO**

  SEIS LÍNEAS, DE LUNES A VIERNES, DE 8 A 18 HRS. TELÉFONO: 55-5025-0855.

- **UNAM**

ORIENTACIÓN PSICOLÓGICA

HTTPS://WWW.DEFENSORIA.UNAM.MX/WEB/ATENCION-PSICOLOGICA#:~:TEXT=TEL%C3%A9FONO%3A%2055%2D5025%2D0855.

- **LÍNEA DE LA VIDA**

  800 911 2000

HTTPS://WWW.GOB.MX/SALUD/ES/ARTICULOS/LINEA-DE-LA-VIDA-AYUDA-PROFESIONAL-PARA-PERSONAS-CON-DEPRESION?IDIOM=ES

CAPÍTULO X

EJERCICIO

Cuando sufres depresión o ansiedad, es frecuente que el ejercicio te parezca lo último que deseas hacer. Pero una vez que sientes la motivación, el ejercicio puede hacer una gran diferencia.

Hacer ejercicio con regularidad puede ayudarte a aliviar la depresión y la ansiedad al permitirte lo siguiente:

- Liberar endorfinas que te hacen sentir bien. Éstas son sustancias químicas cerebrales naturales similares al cannabis (cannabinoides endógenos) y otras sustancias químicas cerebrales naturales que pueden mejorar tu sensación de bienestar.

- Quitar tu mente de las preocupaciones para que puedas alejarte del ciclo de pensamientos negativos que alimentan la depresión y la ansiedad.

El ejercicio regular también tiene muchos beneficios psicológicos y emocionales. Puede ayudarte a lograr lo siguiente:

- Ganar confianza. Alcanzar las metas o los desafíos del ejercicio, incluso los más pequeños, puede promover la confianza en ti mismo. Ponerte en forma también puede hacer que te sientas mejor con tu aspecto.

- Tener más interacción social. El ejercicio y la actividad física pueden darte la oportunidad de conocer a otras personas y socializar con ellas. Un simple gesto como intercambiar una sonrisa amistosa o un saludo mientras caminas por tu vecindario puede mejorar tu estado de ánimo.

- Enfrentar los problemas de manera saludable. Hacer algo positivo para asimilar la ansiedad o la depresión es una estrategia sana de afrontamiento. Tratar de sentirte mejor bebiendo alcohol, obsesionarte con lo mal que te sientes o esperar que la depresión o la ansiedad desaparezcan por sí solas puede empeorar los síntomas.

¡Manos a la obra! Menos preocuparse y más ocuparse. Hay que tener la mente activa para que no haya espacio para los pensamientos y energía de la ansiedad; así que, a partir de hoy te invito a ejercitarte inicialmente 30 minutos diarios como mínimo, de tal manera que puedas subir a 1 hora, 5 días a la semana. Recuerda que sentir no es consentir, ¡vamos a inscribirnos al gimnasio!

CAPÍTULO XI

DIARIO PERSONAL

Llevar un registro de tus síntomas, emociones y actividades te ayudará a hacer catarsis, pero sobre todo a recordar los síntomas que has tenido y asociarlos con las circunstancias que has vivido, de tal forma que puedas tomar acciones concretas respecto a lo que te genera ansiedad.

Escribir un diario puede ayudar a las personas a conocer las situaciones y los miedos que desencadenan su ansiedad repentina o crónica.

El diario centrado en las emociones disminuye la ansiedad, los síntomas de depresión y la angustia. Un estudio concluyó que llevar un diario mejoraba el bienestar de los pacientes con problemas médicos en solo un mes.

Además, la gratitud se asocia con varios indicadores de bienestar, como la satisfacción vital, la felicidad y el estrés.

Otras investigaciones asocian la gratitud con una mayor felicidad. La gratitud ayuda a las personas a sentir más emociones positivas, a disfrutar las buenas experiencias y a establecer relaciones sólidas.

Los siguientes son algunos consejos útiles para las personas que quieren empezar a llevar un diario e incorporarlo a su rutina junto con otros métodos.

FORMA EL HÁBITO

Las personas pueden beneficiarse de llevar un diario con regularidad. Elegir un lugar concreto para poder escribir y dedicar unos minutos cada día puede ayudar a desarrollar este hábito.

HAZLO ACCESIBLE

Tener un bolígrafo y un papel a mano es fundamental para fomentar la escritura de un diario con regularidad. Una persona también puede optar por llevar un diario en su celular si se siente cómoda haciéndolo.

HAZ LO QUE TE PAREZCA CORRECTO

No hay una forma correcta o incorrecta de llevar un diario. Lo más importante es que la persona exprese sus pensamientos y emociones.

Las personas pueden empezar a escribir su diario con un bolígrafo y un papel, ya que puede permitir un procesamiento más reflexivo. Sin embargo, pueden elegir lo que les resulte más conveniente y cómodo. Por ejemplo, escribiendo en un diario de ansiedad personalizado, en un trozo de papel o en una libreta, o escribiendo o grabando una nota en un celular.

También se puede comprar un diario que incluya un conjunto de guías, acceder a guías gratuitas en línea o descargar una aplicación de diario con instrucciones.

ESCRIBE TODO LO QUE SE TE OCURRA

Una persona debe considerar la posibilidad de escribir libremente o escribir sobre cualquier cosa que se le ocurra. Debería intentar hacerlo sin censurarse ni restringirse.

Para fomentar un flujo libre de palabras, puede establecer un límite de tiempo y seguir escribiendo hasta que se acabe el tiempo. Cuando termine de escribir, puede releer lo que escribió para obtener información de sus pensamientos.

EXPLORA OTRAS FORMAS

Además de la escritura, las personas pueden expresarse de otras formas, como haciendo garabatos, dibujando, escribiendo poesía, componiendo canciones o haciendo listas en su diario.

Un diario no necesita una estructura fija para que las ideas fluyan más libremente.

SIGUE LOS PATRONES DE PENSAMIENTO

Una persona puede convertir en un hábito el reflexionar, desafiar y cambiar sus patrones de pensamiento por otros más adecuados. Llevar un registro o un diario de pensamientos puede ser útil para este objetivo. Los terapeutas utilizan esta práctica en la terapia cognitivo-conductual.

Un registro de pensamiento puede contener algo de lo siguiente:

- situaciones
- preocupaciones
- sentimientos
- patrones de pensamiento reconocidos
- pensamientos alternativos basados en la realidad

PRONÓSTICO

Una persona que recibe un tratamiento adecuado, junto con estrategias y herramientas como un diario, puede mejorar sus relaciones, su calidad de vida y su bienestar general.

La persona puede beneficiarse más del diario que de otras técnicas, o viceversa. Es importante trabajar con un profesional de salud para encontrar el método que mejor ayude a reducir la ansiedad.

Escribir un diario puede ser una herramienta útil para las personas que sufren ansiedad. No hay una única manera de llevar un diario. Una persona puede hacer lo que le resulte cómodo y conveniente.

Fuente: https://www.medicalnewstoday.com/articles/how-to-journal-for-anxiety

CAPÍTULO XII

PERDER EL MIERDO A LOS SÍNTOMAS

Probablemente este sea el paso que represente un reto mayor cuando inicias con crisis de ansiedad, porque los síntomas asociados a la ansiedad son muy variados, y aparecen sin un horario establecido. Te invito a que no culpes a la ansiedad por cada dolor de cabeza, mareo, o ganas de llorar que tengas; con el tiempo irás diferenciando qué es ansiedad y qué síntoma está relacionado realmente con esta enfermedad, y qué está relacionado con un mal día que tuviste. Normalmente cuando vivimos cambios en nuestra vida hay períodos de adaptación que nos pueden activar los síntomas de la ansiedad. Lo importante es que identifiques todas las circunstancias que te generan ansiedad (aún y cuando sean, por ejemplo, convivir con tu misma familia), y elimines de tu vida eso que te está generando la activación de tus síntomas.

Si identificas los factores de riesgo de tus síntomas, es decir, lo que activa esa taquicardia, te sugiero que administres con lo que puedes o no lidiar. Por ejemplo, si quieres mudarte de casa y al mismo tiempo cambiar de trabajo, te sugiero primero te mudes de casa, así lidiarás únicamente con un solo proceso de adaptación y no con dos. Recuerda que cada cambio te producirá inestabilidad mental y una curva de adaptación.

Quizá esto te desespere, pero hay que tener paciencia. La pregunta que yo me hice mil veces y seguramente tú también te la haces, fue: ¿CUÁNDO SE IRÁ LA ANSIEDAD DE MI CUERPO?

Lamentablemente no existe una respuesta certera, pero sí te puedo garantizar que a medida que inviertas tiempo, energía y pasión en sanar, será casi un hecho que te estabilizarás muy rápido.

¡Pero esto es AHO! Es una unidad, un conjunto de elementos que tienes que empezar a emplear. De otra manera, la ansiedad seguirá, y si no la adoptas a tu vida es más difícil aceptar cada síntoma que tengas.

Con el tiempo irás familiarizándote con los síntomas y tu cerebro sabrá que no vas a morir; al menos no por ansiedad y no ahora. Así que hay que enfocar tu mente, tu tiempo y energía en llevar a la práctica este manual que escribí para ti.

No te rindas, pero tampoco le eches ganas y ya. Ponle más acción a ese deseo que tienes de sanar, ¡declara que eres una persona sana!

Desconozco tus preferencias religiosas, pero ten fe en lo que profeses. Quiero que hoy más que nunca tengas la seguridad que volverás a llevar tu vida normal de una manera más sana y la disfrutarás mucho más. Así que hoy te invito a agradecer que estás viviendo esta patología, porque trae consigo sensibilidad, introspección y desarrollo personal.

No olvides rodearte de tu círculo de contención, porque es el que te sacará de la situación que estás viviendo.

Integra este manual a ese círculo, en tu mesita de noche y en tu bolsa de día, porque de alguna manera mi misión es estar contigo, apoyarte, aunque no te conozca y recordarte con amor que puedes crear magia del momento más doloroso y complejo de tu vida. ¡La ansiedad es un regalo divino! No te quejes de ella: agradece que puedes sentirla e integrarla a tu vida.

CAPÍTULO XIII

IMPORTANCIA DE LA ACTIVIDAD MENTAL

La ansiedad no reconoce edad, género, nacionalidad o estatus socio económico. Sin embargo, para salir de una crisis debes comprender que necesitas entrenar a tu cerebro, como si fuera un pequeño niño travieso. La manera como vas a entrenar a tu cerebro es manteniéndolo activo, y no para distraerlo, sino más bien, esto va a ser un entrenamiento como si fuera cualquier otra parte de tu cuerpo. Y como cualquier otra parte de tu cuerpo, no puedes entrenar a tu cerebro invirtiendo tiempo en tu celular; tienes que entrenarlo ocupándolo para desarrollar y crear.

¿DEBO DEJAR MI TRABAJO SI TENGO ANSIEDAD?

Entiendo que ante esta nueva etapa de duelo (porque estás perdiendo tu salud), no tengas ganas de trabajar y sientas que no estás rindiendo como acostumbras. De hecho, lo último que quieres es trabajar cuando tienes ansiedad, depresión o pánico.

Primero que todo NO TE JUZGUES, y decide qué es lo mejor para ti en ese momento. Lo único que te pido es que NO TE CONSIENTAS, y evalúa si quieres dejar tu trabajo porque realmente físicamente estás imposibilitad@, o si bien, es por EGO: es decir, no quieres que en tu trabajo vean esta etapa en la que te encuentras. Mi sugerencia es, pon en marcha todo lo que te comparto en este manual, y aprende a lidiar con las emociones derivadas de trabajar.

El trabajo puede ser terapéutico para ti, porque te mantendrás ocupad@, te sentirás útil, y podrás generar un círculo de confianza fuera de tu burbuja en la que estás viviendo.

¿DEBO TENER TRABAJO SI TENGO ANSIEDAD?

La respuesta es ¡SÍ! ¿Sabías que existe ANSIEDAD por desempleo?

- Depresión o bajo estado de ánimo: el paro de larga duración puede generar desaliento y desmoralización. Si estos sentimientos se mantienen de forma prolongada, pueden derivar en depresión: el desempleado pierde la ilusión y la capacidad de encontrar sentido a su vida.

- Incertidumbre: tras muchos meses sin encontrar empleo, puede aflorar una sensación de inseguridad que genera estrés, indefensión y temor. Estos sentimientos son muy paralizantes y merman la capacidad de respuesta y de acción.

- Falta de expectativas: si el esfuerzo por encontrar empleo no da sus frutos, es habitual perder la esperanza y la confianza en uno mismo. La ausencia de expectativas lleva a no plantearse metas y, ¿qué es la vida sin objetivos? Los objetivos son nuestro motor.

- Angustia/ansiedad: algunos desempleados de larga duración entran en un estado de tensión permanente que les lleva a sentir ansiedad y a sufrir todo lo que ésta conlleva: mal descanso nocturno, debilitamiento de la salud, etc.

- Sensación de culpa y vergüenza: no son pocos los desempleados que se sienten directamente responsables de su situación de desempleo, tomándolo como un fracaso personal.

- Exclusión social: la ausencia de ingresos, junto a un deteriorado estado de ánimo provocan que la persona se aísle de sus redes sociales (familia, amigos, conocidos, etc.).

- Pérdida de rutinas. Los hábitos y rutinas, como el cumplimiento de unos horarios laborales, nos ayudan a equilibrar nuestra vida y a estabilizarla. Por el contrario, el desempleo prolongado puede conducir a la pérdida de hábitos, y a un desorden general en nuestro día a día, mermando cada vez más nuestra fuerza de voluntad.

En definitiva, el desempleo de larga duración nos puede llevar a una espiral de desánimo y depresión, que merma y paraliza nuestra capacidad de acción y nuestra voluntad.

Si sientes que has entrado en esta espiral de depresión, lo primero que debes hacer es reconocerlo. Después, hacer lo posible por salir de la misma, porque te interesa, porque si no te esfuerzas por salir de esta situación, nadie lo hará por ti. Ahora más que nunca, tienes que quererte y asumir un compromiso contigo mism@. Antes de nada, debes tener en cuenta que salir de la depresión es un proceso.

Freud dijo: "Una persona está mentalmente sana cuando es capaz de amar y de trabajar."

Tu tarea en este momento es:

¡Buscar trabajo activamente! o bien, habla con tu jefe o superior para explicarle el trastorno que estás viviendo y planea una solución para lidiar con el trabajo y los síntomas que estás sintiendo.

Por otra parte, si eres empresari@, tienes derecho a tomar un tiempo para ordenar tus emociones; no preguntes cuánto porque la respuesta será "el necesario# y eso lo descubrirás tú en tu proceso de terapia.

No inventes excusas para protegerte y no pasar a la acción. Como que el país está muy mal o que soy demasiado mayor. Son sólo pretextos para no salir de tu zona de confort. Recuerda que las excusas no te ayudan, así que desármalas y no te conformes con ellas.

CAPÍTULO XIV

REDES SOCIALES Y ANSIEDAD

Se ha demostrado que las redes sociales están relacionadas con la ansiedad y la depresión. Esta correlación podría deberse a que los adolescentes se conectan más en línea que en persona, lo que los hace sentirse socialmente aislados.

Vivimos en una sociedad intoxicada de cortisol. El cortisol es el químico que tu cerebro libera en situaciones de estrés. Por ejemplo, te sube el cortisol cuando tienes que correr para que un coche no te atropelle, cuando te bloquean la cuenta de Facebook Ads en medio de un lanzamiento o cuando te sientes estresado porque tienes que pagar las facturas y la cuota de autónomos.

El cerebro no diferencia entre lo que es real o irreal. Es decir, el cerebro genera cortisol tanto en situaciones reales como imaginadas. Por eso, cuando nos imaginamos qué cosas malas nos pueden pasar (por ejemplo, contagiarnos de COVID), el cerebro también genera cortisol.

El 91,6% de las cosas malas que pensamos que nos pueden pasar, no acaban sucediendo. Por otro lado, nada le gusta más al cerebro que te gusten o crean en ti. Y esto es precisamente lo que pasa cuando tu amigo te escribe por WhatsApp o te ponen un like en una foto de Instagram o un comentario en un post de LinkedIn.

Hay una hormona que subyace con el comportamiento de las pantallas y es la dopamina, la hormona del placer. También es la que está relacionada con el sexo o comer bien. La dopamina es la droga de las adicciones y los creadores de las redes sociales lo saben muy bien. Cada vez que tienes un like en tu última foto de Instagram saltan chispas de dopamina.

Algunos expertos en consulta tratan la adicción a las redes sociales de la misma manera que se trata la adicción a la cocaína, porque ambas activan los mismos circuitos neuronales.

Las redes sociales nos traen cosas muy positivas, pero tienes que ser tú quien domine las redes y no ellas a ti. Ahora que entendemos cómo la dopamina debilita la zona del córtex prefrontal de nuestro cerebro, ¿qué soluciones podemos aplicar?

1. Quitar notificaciones de la pantalla porque provocan debilidad a la larga de la corteza prefrontal y por lo tanto de tu capacidad de racionalizar, de atención o de controlar tus impulsos.

2. Posponer la recompensa. Por ejemplo, si te apetece entrar ahora en Instagram o WhatsApp, espera dos horas y lo haces luego.

3. Esculpir nuestra atención. Vuelve a conectar con la vida real. Queda con amigos, viaja, sonríe, abraza. Recupera la conexión humana.

4. Estimula la oxitocina, la hormona de la felicidad. Esto te ayudará a bajar el cortisol. ¿Cómo estimular la oxitocina? Con abrazos de más de ocho segundos o mirando a alguien a los ojos sin pantallas por el medio mientras le escuchas atentamente.

La tarea que tienes en este capítulo es:

1. Reducir el número de apps sociales en el teléfono móvil.
2. Bloquear el acceso a redes sociales durante ciertos momentos del día mediante aplicaciones como StayFree y SocialFever.
3. Consumir noticias 20 minutos a la mañana y 20 minutos al atardecer. Nada más.
4. Evitar ingresar a las redes sociales media hora antes de irse a la cama.
5. Hacer ejercicio.
6. Cultivar un hobby para los momentos de aburrimiento.
7. Utilizar apps de meditación para relajarse.

EPÍLOGO

El proceso para aprender a vivir con ansiedad me llevó cuatro años, durante los cuales fui a todo tipo de terapias y certificaciones, desde espirituales hasta terrenales.

Viví ataques de pánico, crisis de depresión, palpitaciones terribles, calor en mi cerebro, disociación, pérdida de memoria, náuseas y todos los síntomas que puedas imaginar. Sin embargo, aprendí que la ansiedad NO SE CONTROLA, se integra y la haces fluir en tu mente y tu cuerpo; aprendí que es una enfermedad como cualquier otra y no por eso valgo menos que otras personas; aprendí que es una enfermedad que no llega sola y que el principal remedio que me sanó particularmente fue el amor de mi familia, amigos y terapeuta Ivette.

Aprendí que la ansiedad me ayuda a voltear a ver mis pensamientos y mi corazón, porque soy tan testaruda que, si no tengo una fuerte palpitación, le hago daño a mi cuerpo al ignorar mis pensamientos y sentimientos.

Aprendí que la razón por la que viví ansiedad fue para poder escribir este libro que a mí me hubiera ayudado tanto cuando más mal me sentía y cuando más dudas tenía. Sí, existe mucha información referente a la ansiedad; sin embargo, de manera aislada, no como un tratamiento integral. Es por eso por lo que nació ¡AHO! para recordarte que somos un todo y no existe el uno sin el otro. Esto no es sólo una crisis de ansiedad; son años durante los que has reprimido tus sentimientos.

También confirmé que tenía que vivir esta enfermedad para ser más empática y menos ruda conmigo misma y ayudar a través de mi proceso de sanación a millones de personas que como yo, han experimentado ansiedad, pánico o depresión.

Autor: Alma Beatriz Valdés Hernández
Ciudad de México
México, 2024
almabeatrizvaldes@gmail.com
https://beatriz-valdes.com/

Editor: Alma Beatriz Valdés Hernández
Corrección de estilo: Helena Torres
ISBN: 979-8-218-41820-5

www.ingramcontent.com/pod-product-compliance
Lightning Source LLC
Chambersburg PA
CBHW060505280326
41933CB00014B/2863
* 9 7 9 8 2 1 8 4 1 8 2 0 5 *